Salade Sensaties 2023

Een Kookboek vol Gezonde en Kleurrijke Recepten voor een Lekkere en Evenwichtige Maaltijd

Sjoerd Meyer

inhoud

Amerikaanse veenbessen met Groenen 10

Quinoasalade met veenbessen en geglazuurde walnoten 12

Pastasalade Met Zalm 14

Champignonsalade Met Spinazie En Romaine 16

Waldorf-kipsalade 18

Pittige Aardappel Rucola Salade 20

Kippensalsa met avocadosalade 22

Romige dille aardappelsalade 24

Kipsalade met kaas en rucolablaadjes 25

Aardappelsalade Met Pikante Pepers 27

Kipsalade met couscous 28

Rode aardappelsalade met karnemelk 30

Kipsalade Met Meloen 32

Eieren Aardappelsalade met Dijon-mosterd 34

Kipsalade met honing en pecannoten 36

Kippensalade Met Druivenmayonaise 38

Romige aardappelsalade met kruiden 40

Pittige kipsalade met rozijnen 42

Aardappelsalade Met Munt 44

Kip kerrie salade met gemengde greens 46

Kipsalade Met Walnoten 48

Kipsalade Met Mosterd 50

Aardappelsalade met pittige gember 52

Selderij en aardappelsalade 54

Limoen Kip Met Aardappelsalade 56

Aardappelsalade Met Geitenkaas 58

Pico de Gallo - Authentieke Mexicaanse Salsa 60

Olijfolie en citroensaladedressing 62

Salade van bonen, mais en avocado 63

Pastasalade uit het zuidwesten 64

Geroosterde bietensalade 65

Oh jongen, salade! 67

Krokante Salade Met Kool Ramen Noedels 68

Pastasalade Met Spinazie En Tomaten 70

Waldorf Salade 72

Istuaeli-salade 73

Salade met koolnoedels 74

Mexicaanse Zwarte Bonensalade 76

Salsa van zwarte bonen en maïs 77

Taco Salade Turkije 78

Regenboog fruitsalade 79

Zonneschijn fruitsalade 81

Salade van citrusvruchten en zwarte bonen 82

Pittige salade van komkommer en ui 83

Tuinsalade met bosbessen en bieten 84

Bloemkool- of aardappelsalade 86

Komkommer dille salade 87

Valse aardappelsalade 88

Bonnie Auntie's aardappel-komkommersalade 90

Spinaziesalade Met Bessen 92

Tubulus salade 93

BLT-salade met mayosaus en basilicum 95

Mes en vork Gegrilde Caesarsalade 97

Roemeense aardbeiensalade I 99

Griekse salade 101

Salade van aardbeien en feta 103

Biefstuk salade 105

Mandarijn-amandelsalade...107

Tropische salade met ananasvinaigrette...109

Californische slakom 111

Klassieke gemengde salade 113

Kipsaté, Gezonder, Gezond, Salade Sammies 115

Cleopatra's kipsalade..117

Thais-Vietnamese salade 119

Kerst Cobb Salade 121

Groene aardappelsalade 124

Verbrande maïssalade 127

Salade van kool en druiven...129

Citrussalade 131

Fruitsalade en groene salade..133

Salade met appels en groene salade 135

Salade van bonen en paprika 137

Salade van wortel en dadel 139

Romige pepersaus voor salade...140

Hawaiiaanse salade 142

Verbrande maïssalade 144

Salade van kool en druiven...146

Citrussalade 148

Fruitsalade en groene salade	150
Curry kipsalade	152
Spinaziesalade Met Aardbeien	154
Zoete restaurantsalade	156
Klassieke macaronisalade	158
Roquefort perensalade	160
Barbie's tonijnsalade	162
Feestelijke kipsalade	164
Mexicaanse bonensalade	166
Bacon Ranch Pastasalade	168
Aardappelsalade met rode schil	170
Salade van zwarte bonen en couscous	172
Griekse kipsalade	174
Fantasie kipsalade	176
Curry Kipsalade Met Fruit	178
Heerlijke kerrie kipsalade	180
Pittige wortelsalade	182
Aziatische appelsalade	184
Salade van courgette en orzo	186
Waterkers-fruitsalade	188
Caesar salade	190
Kipsalade Met Mango	192
Sinaasappelsalade met mozzarella	194
Salade van drie bonen	196
Miso tofu salade	198
Japanse radijssalade	200
Zuidwest Cobb	202

Pasta caprese 204

Salade van gerookte forel 206

Eiersalade Met Bonen 208

Ambrosia salade 209

Wig salade 211

Spaanse pimientosalade 213

Mimosa-salade 215

Klassiek Waldorf 217

Amerikaanse veenbessen met Groenen

ingrediënten

6 en de gesneden asperges

1 schakel Babyspinazie

½ kopje gedroogde veenbessen

Besprenkel met olijfolie

2 lepels. Balsamicoazijn naar smaak

2 kopjes saladedressing

Zout mespunt

Zwarte peper

Methode

Snijd eerst de verse asperges en kook ze gaar. Was de verse babyspinazie. Voeg nu in een kleine kom een beetje olie, saladedressing en balsamicoazijn toe en bestrooi met een beetje zout en gemalen zwarte peper naar smaak.

Meng ze heel goed. Voeg nu in een slakom de asperges en dit mengsel toe en meng. Voeg vervolgens gedroogde zoete veenbessen toe.

Genieten!

Quinoasalade met veenbessen en geglazuurde walnoten

ingrediënten

2 kopjes gekookte quinoa

½ kopje gedroogde veenbessen

5-6 geglazuurde walnoten

4 lepels. Olijfolie

4 goed gesneden tomaten

2 lepels. peterselie

2 lepels. muntbladeren

Een beetje zout

Een snufje zwarte peper naar smaak

Methode

Doe de gekookte quinoa in een diepe kom. Neem nu de gedroogde veenbessen en de geglaceerde walnoten in de kom. Voeg nu de in blokjes gesneden verse tomaten, wat verse peterselie en muntblaadjes toe en sprenkel er wat olie over. Meng ze allemaal goed. Breng nu op smaak met zout en zwarte peper. Dit smakelijke gerecht is klaar.

Genieten!

Pastasalade Met Zalm

ingrediënten

2 stuks gekookte zalm, in blokjes gesneden

1 kopje gekookte pasta

2 stengels bleekselderij

½ kopje mayonaise

2 in blokjes gesneden tomaten

2-3 vers gesneden groene uien

1 kopje room

1 in blokjes gesneden rode appel

citroensap van 1/2 citroen

Methode

Neem eerst een diepe kom en meng in blokjes gesneden gekookte zalm, gekookte pasta samen met wat bleekselderij en vers gesneden tomaten, in blokjes gesneden appels en groene uien. Meng ze goed. Voeg nu zelfgemaakte mayonaise, verse room toe en besprenkel met vers citroensap. Meng ze nu allemaal heel goed. Deze is klaar.

Genieten!

Champignonsalade Met Spinazie En Romaine

ingrediënten

1 bosje spinazie

1 Romeinen

4-5 champignons

2 gepelde tomaten

2 lepels. Boter, optioneel

Zout

Zwarte of witte peper

Methode

Neem verse spinazie en romaine. Bak in boter, optioneel. Het duurt bijna 7 tot 8 minuten. Snijd ondertussen de champignons in stukjes en doe ze in een kom. Voeg vervolgens de tomaten toe aan de champignons. Magnetron dit ongeveer 2 tot 3 minuten. Meng deze nu met de spinazie en gebakken romaine. Meng ze goed en strooi er zout en zwarte of witte peper over.

Genieten!

Waldorf-kipsalade

ingrediënten

½ kopje walnoten, gehakt

½ kopje honingmosterd

3 kopjes gekookte, gehakte kip

½ kopje mayonaise

1 kopje rode druiven, in tweeën gesneden

1 kopje bleekselderij, in blokjes

1 Gala-appel, in blokjes

Zout

Peper

Methode

Neem een ondiepe pan om de gehakte walnoten 7-8 minuten te roosteren in een voorverwarmde oven van 350 graden. Meng nu alle ingrediënten en pas de kruiden aan.

Genieten!

Pittige Aardappel Rucola Salade

ingrediënten

2 kg aardappelen, in blokjes gesneden en gekookt

2 kopjes rucola

6 theelepels extra vergine olijfolie

¼ theelepel. van zwarte peper

3 sjalotten, gesnipperd

3/8 theelepel. van zout

½ tl sherryazijn

1 eetlepel citroensap

2 theelepels mosterd, gemalen in steen

1 eetlepel citroenschil, geraspt

Methode

Verwarm 1 tl. olie in een pan en fruit de sjalotjes goudbruin. Doe de sjalotjes in een kom en combineer alle resterende ingrediënten behalve aardappelen. Goed mengen. Voeg nu de aardappelen toe met de dressing en meng goed.

Genieten!

Kippensalsa met avocadosalade

ingrediënten

2 theelepels olijfolie

4 ons tortillachips

2 theelepels citroensap

1 avocado, in stukjes

3/8 theelepel. van koosjer zout

¾ kopje salsa, gekoeld

1/8 theelepel. van zwarte peper

2 kopjes kipfilet, gekookt en gehakt

¼ kopje koriander, gehakt

Methode

Meng de olijfolie, citroensap, zwarte peper en zout in een kom. Voeg nu gehakte koriander en kip toe en meng goed. Top met gehakte avocado en salsa. Serveer de salade op tortillachips voor het beste resultaat.

Genieten!

Romige dille aardappelsalade

ingrediënten

¾ kilo aardappelen, in blokjes gesneden en gekookt

¼ theelepel. van zwarte peper

½ Engelse komkommer, in blokjes

¼ theelepel. van koosjer zout

2 eetlepels magere zure room

2 theelepels gehakte dille

2 eetlepels vetvrije yoghurt

Methode

Aardappelen moeten worden gekookt tot ze zacht zijn. Neem een mengkom en meng dille, yoghurt, zure room, in blokjes gesneden komkommer en zwarte peper. De ingrediënten moeten goed gemengd zijn. Voeg nu de gekookte aardappelblokjes toe en meng goed.

Genieten!

Kipsalade met kaas en rucolablaadjes

ingrediënten

3 sneetjes brood, in blokjes gesneden

½ kopje Parmezaanse kaas, versnipperd

3 eetlepels boter, ongezouten en gesmolten

2 theelepels peterselie, gehakt

5 basilicumblaadjes, in reepjes gesneden

¼ kopje olijfolie

2 kopjes kip, geroosterd en versnipperd

5 ons rucolablaadjes

3 theelepels rode wijnazijn

Peper, naar smaak

Methode

Verhit de boter en 2 theel. van olijfolie en laat de broodblokjes erin vallen.

Bak de broodblokjes in een voorverwarmde oven van 400 graden tot ze goudbruin zijn. Voeg de rest van de in blokjes gesneden ingrediënten toe en meng goed.

Genieten!

Aardappelsalade Met Pikante Pepers

ingrediënten

2 kg Yellow Finn-aardappelen, in blokjes

¼ theelepel. van witte peper

2 theelepels zout

¼ kopje room

4 theelepels citroensap

2 takjes dille

2 bosjes bieslook

Methode

Kook de aardappelblokjes tot ze zacht zijn en giet af. Meng 3 theelepels. citroensap toe aan de aardappelen en houd ze 30 minuten apart. Klop de slagroom glad en meng alle andere ingrediënten erdoor. Bedek de aardappelen met het mengsel en meng goed.

Geniet

Kipsalade met couscous

ingrediënten

1 kopje couscous

7 ons kipfilet, gekookt

¼ kopje Kalamata-olijven, gehakt

1 teentje knoflook, fijngehakt

2 theelepels peterselie, gehakt

¼ theelepel. van zwarte peper

1 eetlepel kappertjes, gehakt

1 eetlepel citroensap

2 theelepels olijfolie

Zout naar smaak

Methode

Kook couscous zonder zout en vet volgens de aanwijzingen op de verpakking. Spoel de gekookte couscous af met koud water. Neem een kom om de ingrediënten behalve de kip en couscous door elkaar te mengen. Voeg de gekookte couscous toe en meng goed. Voeg de kip toe en serveer direct.

Genieten!

Rode aardappelsalade met karnemelk

ingrediënten

3 kilo rode aardappelen, in kwarten

1 teentje knoflook, fijngehakt

½ kopje room

½ theelepel zwarte peper

1 eetlepel koosjer zout

1/3 kopje karnemelk

1 eetlepel dille, gehakt

¼ kopje peterselie, gehakt

2 theelepels bieslook, fijngehakt

Methode

Kook de aardappelkwarten gaar in een braadpan. Koel de gekookte aardappelen gedurende 30-40 minuten. Meng de room met de rest van de ingrediënten. Bestrijk de aardappelen met de dressing en meng de ingrediënten.

Genieten!

Kipsalade Met Meloen

ingrediënten

¼ kopje rijstazijn

2 theelepels walnoten, gehakt en gebakken

2 theelepels sojasaus

¼ kopje koriander, gehakt

2 theelepels pindakaas

2 kopjes kipfilet, gekookt en geraspt

1 lepel honing

3 theelepels groene ui, in plakjes

1 kopje komkommer, gehakt

¾ theelepel. van sesamolie

3 kopjes meloen, in reepjes gesneden

3 kopjes meloen, in reepjes gesneden

Methode

Meng sojasaus, pindakaas, azijn, honing en sesamolie. Voeg meloen, ui, meloen en komkommer toe en meng goed. Bestrijk de kipfilet tijdens het serveren met het mengsel en de koriander.

Genieten!

Eieren Aardappelsalade met Dijon-mosterd

ingrediënten

4 kilo aardappelen

¾ theelepel. van peper

½ kopje bleekselderij, in blokjes

½ kopje peterselie, gehakt

1 eetlepel Dijon-mosterd

1/3 kopje groene ui, gehakt

2 teentjes knoflook, gehakt

1 eetlepel Dijon-mosterd

3 eieren, gekookt en gehakt

½ kopje room

1 kopje mayonaise

Methode

Kook de aardappelen tot ze gaar zijn. Schil en snijd de aardappelen in blokjes. Meng de aardappelen, groene uien, selderij en peterselie in een kom. Meng mayonaise en andere ingrediënten in een kom. Smeer dit mengsel over de aardappelen en meng goed.

Genieten!

Kipsalade met honing en pecannoten

ingrediënten

4 kopjes kip, gekookt en gehakt

¼ theelepel. van peper

3 selderijribben, in blokjes

¼ theelepel. van zout

1 kopje zoete, gedroogde veenbessen

1/3 kopje honing

½ kopje pecannoten, gehakt en geroosterd

2 kopjes mayonaise

Methode

Meng het kipgehakt met de bleekselderij, gedroogde cranberries en pecannoten. Klop in een andere kom de mayonaise glad. Voeg honing, peper en zout toe aan de mayonaise en meng goed. Bedek het kipmengsel met het mayonaisemengsel en meng goed zodat de ingrediënten goed gemengd zijn.

Genieten!

Kippensalade Met Druivenmayonaise

ingrediënten

6 kopjes kip, gehakt en gekookt

½ kopje pecannoten

2 theelepels Dijon-mosterd

2 kopjes rode druiven, in plakjes

½ kopje room

2 theelepels maanzaad

½ kopje mayonaise

2 kopjes bleekselderij, gehakt

1 eetlepel citroensap

Methode

Neem een kom en meng de kip met mayonaise, citroensap, zure room, druiven, maanzaad, Dijon-mosterd en selderij. Pas zout en peper aan. Bedek de mengkom en zet in de koelkast tot het gekoeld is. Garneer met pecannoten en serveer direct.

Genieten!

Romige aardappelsalade met kruiden

ingrediënten

¾ kopje room

1 kopje groene erwten

¼ kopje yoghurt

6 kopjes rode aardappelen, in vieren gesneden

1 eetlepel tijm, gehakt

½ theelepel zout

1 eetlepel dille wiet, gehakt

Methode

Meng de room, yoghurt, dillekruid, tijm en zout in een kom en houd apart. Kook de in vieren gesneden aardappelen en doperwten in voldoende water tot ze zacht zijn. Giet het overtollige water af. Meng de aardappelen en erwten door het bereide mengsel. Roer goed om de ingrediënten goed te mengen.

Genieten!

Pittige kipsalade met rozijnen

ingrediënten

¼ kopje mayonaise

3 theelepels rozijnen

1 eetlepel kerriepoeder

1/3 kopje bleekselderij, in blokjes gesneden

1 kopje gegrilde citroenkip

1 maart, gehakt

1/8 theelepel. van zout

2 theelepels water

Methode

Meng de kerriepoeder, mayonaise en water in een kom. Voeg de citroenkip, gehakte appel, rozijnen, selderij en zout toe. Gebruik een spatel om de ingrediënten goed te mengen. Dek de salade af en zet in de koelkast tot hij gekoeld is.

Genieten!

Aardappelsalade Met Munt

ingrediënten

7 rode aardappelen

1 kopje groene erwten, bevroren en ontdooid

2 theelepels witte wijnazijn

½ theelepel zwarte peper

2 theelepels olijfolie

¾ theelepel. van zout

2 theelepels sjalot, fijngehakt

¼ kopje muntblaadjes, gehakt

Methode

Kook de aardappelen in water in een diepe pan tot ze zacht zijn. Koel de aardappelen af en snijd ze in blokjes. Meng azijn, sjalot, munt, olijfolie, zout en zwarte peper. Leg de aardappelblokjes, de erwten en het voorbereide mengsel. Meng goed en serveer.

Genieten!

Kip kerrie salade met gemengde greens

ingrediënten

Kip kerrie, diepvries en ontdooid

10 ons spinazieblaadjes

1 ½ kopje bleekselderij, gehakt

¾ kopje mayonaise

1 ½ kopje groene druiven, gehalveerd

½ kopje rode ui, gehakt

Methode

Doe bevroren kerrie kip in een mengkom. Voeg rode ui, groene druiven, spinazieblaadjes en selderij toe aan kipcurry. Goed roeren. Voeg nu mayonaise toe en meng opnieuw goed. Pas zout en peper naar smaak aan.

Genieten!

Kipsalade Met Walnoten

ingrediënten

1 kopje bulgur

2 uien, in plakjes

2 kopjes kippenbouillon

3 kopjes kip, gekookt en gehakt

1 appel, in blokjes gesneden

3 theelepels walnoten, gehakt

¼ kopje olijfolie

2 theelepels ciderazijn

1 eetlepel Dijon-mosterd

1 eetlepel bruine suiker

Zout

Methode

Kook de bulgur met bouillon en kook. Koel gedurende 15 minuten. Rooster de walnoten in een pan en doe ze in een kom om af te koelen. Meng in een mengkom alle ingrediënten goed. Pas zout aan en serveer.

Genieten!

Kipsalade Met Mosterd

ingrediënten

1 ei, gekookt

¼ theelepel. van zwarte peper

¾ kilo fingerling aardappelen

¼ theelepel. van koosjer zout

2 theelepels magere mayonaise

3 theelepels rode ui, gesnipperd

1 eetlepel yoghurt

1/3 kopje bleekselderij, gehakt

1 lepel mosterd

Methode

Snijd de aardappelen in blokjes en kook tot ze zacht zijn. Snijd het gekookte ei. Meng alle ingrediënten behalve de eieren en aardappelen. Voeg het mengsel toe aan de gehakte eieren en aardappelblokjes. Roer goed zodat de ingrediënten goed gemengd zijn. Pas zout en peper naar smaak aan.

Genieten!

Aardappelsalade met pittige gember

ingrediënten

2 kg rode aardappelen, in blokjes gesneden

2 theelepels koriander, gehakt

2 theelepels rijstazijn

1/3 kopje groene ui, in plakjes

1 eetlepel sesamolie

1 jalapenopeper, fijngehakt

4 theelepels citroengras, gehakt

¾ theelepel. van zout

2 theelepels gember, geraspt

Methode

Kook de aardappelen gaar. Giet het overtollige water af. Combineer de rest van de ingrediënten goed. Bedek de gekookte aardappelen met het mengsel. Gebruik een spatel om de ingrediënten te mengen.

Genieten!

Selderij en aardappelsalade

ingrediënten

2 kg rode aardappelen, in blokjes gesneden

2 ons pimiento, in blokjes gesneden

½ kopje koolzaadmayonaise

1/8 theelepel. van knoflookpoeder

¼ kopje groene ui, gehakt

¼ theelepel. van zwarte peper

¼ kopje yoghurt

½ theelepel selderijzaad

¼ kopje zure room

½ theelepel zout

1 eetlepel suiker

1 eetlepel witte wijnazijn

2 theelepels bereide mosterd

Methode

Kook de aardappelblokjes gaar en giet het overtollige water af. Koel de gekookte aardappelen ongeveer 30 minuten. Meng de overige ingrediënten in een mengkom. Voeg de aardappelblokjes toe en meng goed.

Genieten!

Limoen Kip Met Aardappelsalade

ingrediënten

1 kilo aardappelen

1 teentje knoflook, fijngehakt

2 kopjes erwten

½ theelepel zwarte peper

2 kopjes kipfilet, fijngehakt

1 eetlepel zout

½ kopje rode paprika, gehakt

1 eetlepel zout

½ kopje ui, gehakt

1 eetlepel dragon, gehakt

1 eetlepel citroensap

2 theelepels olijfolie

1 eetlepel Dijon-mosterd

Methode

Kook de aardappelen, doperwten en kipfilet apart gaar. Meng de overige ingrediënten in een kom. Voeg nu aardappelblokjes, doperwten en kipfilet toe aan de mengkom. Gebruik een spatel en meng de ingrediënten goed. Serveer onmiddellijk.

Genieten!

Aardappelsalade Met Geitenkaas

ingrediënten

2 ½ kilo aardappelen

1 teentje knoflook, fijngehakt

¼ kopje droge witte wijn

1 eetlepel Dijon-mosterd

½ theelepel zout

2 theelepels olijfolie

½ theelepel zwarte peper

2 theelepels dragon, gehakt

1/3 kop ui, gehakt

¼ kopje rode wijnazijn

½ kopje peterselie, gehakt

3 ons geitenkaas

¼ kopje room

Methode

Kook de aardappelen in water tot ze zacht zijn. Meng de aardappelen, wijnazijn, peper en zout in een kom. Houd 15 minuten apart. Voeg nu de rest van de ingrediënten toe aan het aardappelmengsel en meng goed. Serveer onmiddellijk.

Genieten!

Pico de Gallo - Authentieke Mexicaanse Salsa

Ingrediënten:

3 grote tomatenblokjes, gebakken

1 middelgrote in blokjes gesneden ui

¼ bos koriander, gebruik meer of minder afhankelijk van de smaak

Optionele ingrediënten

½ geschilde en in blokjes gesneden komkommer

Citroensap van ½ citroen

½ theelepel gehakte knoflook

Zout naar smaak

2 Jalapenos, of meer als je van heter houdt

1 in blokjes gesneden gepelde avocado

Methode

Combineer alle ingrediënten in een grote kom en meng goed. Serveer onmiddellijk.

Genieten!

Olijfolie en citroensaladedressing

Ingrediënten:

8 teentjes gehakte knoflook

½ theelepel zwarte peper

1 kopje vers geperst citroensap

2 theelepels Zout

½ kopje extra vergine olijfolie

Methode

Doe alle ingrediënten in een blender en mix tot alle ingrediënten zijn opgenomen. Deze dressing moet in een luchtdichte verpakking worden bewaard en snel worden gebruikt, anders wordt de dressing bitter door het citroensap erin.

Genieten!

Salade van bonen, mais en avocado

Ingrediënten:

1 blik zwarte bonen, uitgelekt

1 blik Gele suikermaïs, ingeblikt, uitgelekt

2 lepels. Citroensap

1 eetlepel olijfolie

4 lepels. Koriander

5 kopjes gehakte rauwe ui

1 avocado

1 rijpe rode tomaat

Methode

Doe alle ingrediënten in een grote kom en meng voorzichtig. Serveer direct of serveer gekoeld.

Genieten!

Pastasalade uit het zuidwesten

Ingrediënten:

1-8 ons Kleine volkoren pasta

15 ons maïs

15 ons zwarte bonen

1 kop Salsa, elke variëteit

1 kopje cheddarkaas, versnipperd

1 kopje in blokjes gesneden groene paprika, paprika

Methode

Bereid de pasta volgens de aanwijzingen op de verpakking. Giet af, spoel af en doe in een grote kom. Vloeistoffen worden gereserveerd en afgevoerd uit het blik maïs en zwarte bonen. Combineer alle ingrediënten met gekookte pasta in een grote kom. Voeg indien nodig kleine hoeveelheden ingeblikte vloeistoffen toe. Serveer onmiddellijk.

Genieten!

Geroosterde bietensalade

Ingrediënten:

6 gele bieten, 1/2 kilo

3 lepels. Olijfolie

Verse gebarsten zwarte peper

1 ½ theelepel. Dragon of sherryazijn

1 lepel. tijm bladeren

4 kopjes gemengde groene salades

½ kopje geraspte fetakaas

1 lepel. Munt

Methode

In het begin wordt de oven voorverwarmd tot 375 graden. Leg de bieten in een afgedekte bakplaat. Voeg voldoende water toe om 1/2 inch in de pot te komen. Dek de bieten af en braad ze een uur of tot de bieten gemakkelijk doorboord kunnen worden met een schilmesje. Haal de bieten uit de oven. Klop in een middelgrote kom de azijn en gehakte kruiden door elkaar. Snijd de gekookte bieten in blokjes van 1/2-inch en meng ze met de dressing. Strooi fetakaas erover en serveer direct.

Genieten!

Oh jongen, salade!

Ingrediënten:

1 kop tomaten, gehakt of in plakjes

1 kop gesneden komkommer, gehakt

1 eetlepel gedroogde dille wiet

1 lepel. Lichte mayonaise

Methode

Voeg alle ingrediënten toe aan een grote kom en meng goed totdat alle ingrediënten zijn opgenomen. Zet een nacht in de koelkast en serveer gekoeld.

Genieten!!

Krokante Salade Met Kool Ramen Noedels

Ingrediënten:

3 lepels. Olijfolie

3 lepels. Azijn

2 lepels. Suiker of suikervervanger

½ pakje Ramen-noedelkruiden

¼ theelepel. Peper

1 lepel. Natriumarme sojasaus

Ingrediënten voor de salade:

1 kleine kop Rode of groene kool

2 gehakte groene uien, gehakt

1 geschilde en geraspte wortel

1 pakje gemalen ramennoedels

Methode

Maak de dressing door de ingrediënten in een grote salademengkom te mengen. Roer om de suiker op te lossen. Voeg de eerste drie ingrediënten voor de salade toe aan een kom en meng goed. Voeg de geplette ramen toe en meng goed. Giet de dressing erover en serveer direct.

Genieten!

Pastasalade Met Spinazie En Tomaten

Ingrediënten:

8 Oz. Kleine pasta of orzo

8 Oz. Geraspte fetakaas

16 oz. Druiventomaten

4 kopjes babyspinazie

2 lepels. Uitgelekte kappertjes

¼ theelepel. Zwarte peper

2 lepels. Geraspte Parmezaanse kaas

Methode

Kook de pasta volgens de aanwijzingen op de verpakking al dente, stevig tot aan de bite. Zodra de pasta gaar is; giet het over de tomaten voor een snelle blancheer. Doe terwijl de pasta kookt de spinazie, feta en kappertjes in een grote kom. Meng de tomaten en pasta met het spinaziemengsel. Voordat de pasta wordt afgegoten, wordt de kookpasta proportioneel toegevoegd om te combineren. Breng op het einde op smaak met zwarte peper en garneer met geraspte kaas. Serveer onmiddellijk.

Genieten!

Waldorf Salade

Ingrediënten:

4 middelgrote appels, in blokjes

1/3 kopje gehakte walnoten

1/3 kopje Rozijnen

½ kopje gewone, magere Griekse of gewone yoghurt

3 stengels gehakte bleekselderij

Methode

Voeg alle ingrediënten toe aan een grote kom en meng goed totdat alle ingrediënten zijn opgenomen. Zet een nacht in de koelkast en serveer gekoeld.

Genieten!

Istuaeli-salade

Ingrediënten:

1 groene of gele paprika, fijngesneden

1 komkommer, geschild, in stukjes gesneden

2 lepels. Citroensap

1 eetlepel Zout

1 eetlepel versgemalen peper

3 tomaten, in stukjes

3 lepels. extra vergine olijfolie

Methode

Voeg alle ingrediënten toe aan een grote kom en meng goed totdat alle ingrediënten zijn opgenomen. Serveer onmiddellijk, want hoe langer deze salade staat, hoe wateriger hij wordt.

Genieten!

Salade met koolnoedels

Ingrediënten:

3 lepels. Olijfolie 3 eetlepels. Azijn 2 eetl. Suikerpakket, Ramen-noedels

¼ theelepel. Peper

1 lepel. Natriumarme sojasaus

1 krop rode of groene kool

2 groene uien, gehakt

1 geschilde wortel, geraspt

1 pakje gemalen ramennoedels

Methode

Alle ingrediënten worden gecombineerd in een grote kom. Blijf goed roeren om de suiker op te lossen. Vervolgens worden de eerste drie belangrijke ingrediënten van deze salade gecombineerd en vervolgens worden ze allemaal goed gemengd. Er worden gemalen ramen-noedels aan toegevoegd. Voeg vervolgens de rest van de ingrediënten toe en roer herhaaldelijk. Serveer onmiddellijk of dek af en zet in de koelkast om de smaken te laten vermengen.

Genieten!

Mexicaanse Zwarte Bonensalade

ingrediënten

1 ½ blik gekookte zwarte bonen

2 rijpe pruimtomaten, in blokjes

3 groene thee, in plakjes

1 lepel. Vers citroensap

2 lepels. verse gehakte koriander

Zout en versgemalen zwarte peper naar smaak

1/3 kopje maïs

2 lepels. Olijfolie

Methode

Combineer alle ingrediënten in een middelgrote kom en meng voorzichtig.

Laat de salade tot serveren in de koelkast rusten. Koud geserveerd.

Genieten!

Salsa van zwarte bonen en maïs

Ingrediënten:

1 blikje zwarte bonen

3 lepels. verse gehakte koriander

1 blik Gele mais en witte mais

¼ kopje gehakte ui

1 kan rooten

Limoensap, of pers een limoen uit

Methode

Giet de vloeistof uit de blikken zwarte bonen, wortel en maïs af en combineer in een grote kom. Voeg koriander en ui toe en meng goed. Knijp vlak voor het serveren een beetje citroensap uit.

Genieten!

Taco Salade Turkije

Ingrediënten:

2 ons. Gemalen kalkoen

2/4 kop Cheddar-kaas

1 ½ kopje romaine sla, gehakt

1/8 kopje ui, gehakt

½ ons. Tortilla chips

2 lepels. Salsa

¼ kopje rode bonen

Methode

Voeg alle ingrediënten toe aan een grote kom behalve de tortillachips en meng goed. Leg vlak voor het serveren de salade op de geplette tortilla's en serveer direct.

Genieten!

Regenboog fruitsalade

ingrediënten

Fruit salade:

1 grote geschilde mango, in blokjes

2 kopjes bosbessen

2 gesneden bananen

2 kopjes aardbeien

2 kopjes pitloze druiven

2 lepels. Citroensap

1 ½ theelepel. Honing

2 kopjes pitloze druiven

2 ongeschilde nectarines, in plakjes

1 geschilde kiwi, in plakjes

Sinaasappelsaus met honing:

1/3 kopje ongezoet sinaasappelsap

¼ theelepel. Gemalen gember

Nootmuskaat scheutje

Methode

Voeg alle ingrediënten toe aan een grote kom en meng goed totdat alle ingrediënten zijn opgenomen. Zet een nacht in de koelkast en serveer gekoeld.

Genieten!

Zonneschijn fruitsalade

Ingrediënten:

3 kiwi's, in kleine stukjes gesneden

320 ons. Ananasstukjes in sap

215 ons. Uitgelekte mandarijnen, geconserveerd op lichte siroop

2 bananen

Methode

Combineer alle ingrediënten in een grote kom en zet minimaal 2 uur in de koelkast. Serveer deze salade koud.

Genieten!

Salade van citrusvruchten en zwarte bonen

Ingrediënten:

1 gepelde pompelmoes, in plakjes

2 geschilde sinaasappelen, in partjes

116 ons. Uitgelekte zwarte bonen uit blik

½ kopje gehakte rode ui

½ gesneden avocado

2 lepels. Citroensap

Zwarte peper naar smaak

Methode

Combineer alle ingrediënten in een grote kom en serveer op kamertemperatuur.

Genieten!

Pittige salade van komkommer en ui

ingrediënten

2 komkommers, in dunne plakjes

½ theelepel Zout

¼ theelepel. Zwarte peper

2 lepels. Kristalsuiker

1/3 kopje ciderazijn

1 ui, dun gesneden

1/3 kopje water

Methode

Doe afwisselend komkommers en uien in een kom. Doe de rest van de ingrediënten in een blender en mix tot een gladde massa. Zet de dressing enkele uren in de koelkast. Giet vlak voor het serveren de dressing over de komkommers en uien en serveer direct.

Genieten!

Tuinsalade met bosbessen en bieten

Ingrediënten:

1 krop Romeinse sla

1 handvol bosbessen

1 ons. Verkruimelde geitenkaas

2 gebakken bieten

5-6 cherrytomaatjes

¼ kopje ingeblikte tonijn

Zout naar smaak

Peper, naar smaak

Methode

Doe alle ingrediënten in een met boter ingevette pan en dek af met folie. Bak ongeveer een uur in een voorverwarmde oven op 250 graden F. Iets afkoelen en op smaak brengen. Het wordt warm geserveerd.

Genieten!

Bloemkool- of aardappelsalade

ingrediënten

1 bloemkool, gekookt en in roosjes gesneden

¼ kopje vetvrije melk

6 theelepels Splenda

¾ theelepel. Cider azijn

5 lepels. Lichte mayonaise

2 theelepels gele mosterd

Methode

Combineer alle ingrediënten behalve bloemkool en pulseer tot een gladde massa. Besprenkel vlak voor het opdienen de gekookte bloemkool met de bereide dressing en dien warm op.

Genieten!

Komkommer dille salade

Ingrediënten:

1 kopje vetvrije of gewone magere Griekse yoghurt

Zout en peper naar smaak

6 kopjes komkommers, in dunne plakjes gesneden

½ kopje ui, dun gesneden

¼ kopje citroensap

2 teentjes fijngehakte knoflook

1/8 kopje dille wiet

Methode

Giet het overtollige water uit de yoghurt en laat het ongeveer 30 minuten afkoelen. Combineer de yoghurt met de rest van de ingrediënten en meng goed. Zet nog een uur in de koelkast en dien koud op.

Genieten!

Valse aardappelsalade

ingrediënten

16 lepels. Mayonaise zonder vet

5 kopjes gekookte bloemkool, snij de roosjes

¼ kopje gele mosterd

¼ kopje gehakte selderij

½ kopje gesneden komkommer

1 lepel. Geel mosterdzaad

¼ kopje in blokjes gesneden dille-augurken

½ theelepel Knoflookpoeder

Methode

Voeg alle ingrediënten toe aan een grote kom en meng goed totdat alle ingrediënten zijn opgenomen. Zet een nacht in de koelkast en serveer gekoeld. Je kunt zelfs aardappelen vervangen door bloemkool, het gerecht smaakt net zo lekker.

Genieten!

Bonnie Auntie's aardappel-komkommersalade

ingrediënten

2-3 kopjes nieuwe aardappelen

1 lepel. In blokjes gesneden dille

1 lepel. Dijon mosterd

¼ kopje lijnzaadolie

4 bieslook, fijngehakt

2 theelepels dille, gehakt

¼ theelepel. Peper

3-4 kopjes komkommers

¼ theelepel. Zout

Methode

Combineer alle ingrediënten in een grote kom en meng goed tot alle ingrediënten zijn opgenomen, vlak voor het opdienen. Serveer onmiddellijk.

Genieten!

Spinaziesalade Met Bessen

ingrediënten

½ kopje gesneden aardbeien

¼ kopje frambozen

¼ kopje Newman's Own Light Raspberry Walnut Dressing

¼ kopje bosbessen

¼ kopje geschaafde amandelen

4 kopjes spinazie

¼ kopje gehakte rode ui

Methode

Voeg alle ingrediënten toe aan een grote kom en meng goed totdat alle ingrediënten zijn opgenomen. Zet een nacht in de koelkast en serveer gekoeld.

Genieten!

Tubulus salade

ingrediënten

1 kopje bulgurtarwe

1 gesnipperde ui

4 groene thee, gehakt

Zout en peper naar smaak

2 kopjes gehakte peterselieblaadjes

¼ kopje citroensap

2 kopjes kokend water

2 middelgrote tomaten, in blokjes

¼ kopje olijfolie

1 kopje gehakte munt

Methode

Breng het water in een middelgrote pan aan de kook. Nadat je het van het vuur hebt gehaald, giet je de bouillon erbij, dek af met een goed sluitend deksel en zet 30 minuten opzij. Giet het overtollige water af. Voeg de resterende ingrediënten toe en meng goed. Serveer onmiddellijk.

Genieten!

BLT-salade met mayosaus en basilicum

ingrediënten

½ kilo Spek

½ kopje mayonaise

2 lepels. rode wijnazijn

¼ kopje fijngehakte basilicum

1 eetlepel gemalen zwarte peper

1 lepel. Koolzaadolie

1 kilo sla - gespoeld, gedroogd en in kleine stukjes gescheurd

¼ liter cherrytomaatjes

Methode

Doe het spek in een grote, diepe pan. Kook op middelhoog vuur tot ze gelijkmatig bruin zijn. Voeg in een kleine kom het gereserveerde spek, mayonaise, basilicum en azijn toe en meng. Dek af en bewaar op kamertemperatuur. Meng in een grote kom de romaine, ham en croutons, tomaten. Giet de dressing over de salade. Dienen.

Genieten!

Mes en vork Gegrilde Caesarsalade

ingrediënten

1 lange dunne stok

¼ kopje olijfolie, verdeeld

2 Knoflook, gehalveerd

1 kleine tomaat

1 snijsla, de buitenste bladeren weggegooid

Zout en grofgemalen zwarte peper naar smaak

1 kopje Caesar saladedressing, of naar smaak

½ kopje geraspte Parmezaanse kaas

Methode

Verwarm de grill voor op laag vuur en vet de grill licht in. Snijd het stokbrood in 4 lange plakken van ongeveer 1/2 inch dik. Bestrijk elke snijkant lichtjes met ongeveer de helft van de olijfolie. Grill de sneetjes stokbrood op de voorverwarmde grill tot ze licht krokant zijn, 2 tot 3 minuten per kant. Wrijf elke kant van de sneetjes stokbrood in met de snijkant van de knoflook en de snijkant van de tomaat. Bestrijk 2 gesneden zijden van Romaine Quarters met de resterende olijfolie. Besprenkel elk met Caesardressing.

Genieten!

Roemeense aardbeiensalade I

Ingrediënten:

1 Romeinse sla, gespoeld, gedroogd en gehakt

2 bossen spinazie gewassen, gedroogd en gehakt

2 aardbeienlinzen, in plakjes

1 Bermuda-ui

½ kopje mayonaise

2 lepels. witte wijn azijn

1/3 kopje witte suiker

¼ kopje melk

2 lepels. Maanzaad

Methode

Meng in een grote slakom de romaine, spinazie, aardbeien en gesneden ui.

Combineer mayonaise, azijn, suiker, melk en maanzaad in een pot met een goed sluitend deksel. Meng goed en giet de dressing over de salade. Roer tot het gelijkmatig bedekt is. Serveer onmiddellijk.

Genieten!

Griekse salade

Ingrediënten:

1 droge groene salade

6 ons ontpitte zwarte olijven

1 groene paprika, fijngehakt

1 dun gesneden rode ui

6 lepels. Olijfolie

1 rode paprika, fijngehakt

2 grote tomaten, in stukjes

1 komkommer, in plakjes

1 kopje geraspte fetakaas

1 eetlepel gedroogde oregano

1 citroen

Methode

In een grote slakom worden romaine, ui, olijven, paprika, komkommer, tomaat en kaas goed gemengd. Meng de olijfolie, citroensap, oregano en zwarte peper. Giet de dressing over de salade, meng en serveer.

Genieten!

Salade van aardbeien en feta

ingrediënten

1 kop geschaafde amandelen

2 teentjes fijngehakte knoflook

1 lepel Honing 1 kop Plantaardige olie

1 romaine salade,

1 eetlepel Dijon-mosterd

¼ kopje frambozenazijn

2 lepels. Balsamico azijn

2 lepels. bruine suiker

1 kopje aardbeien, in plakjes

1 kopje geraspte fetakaas

Methode

Verhit de olie in een pan op middelhoog vuur, kook de amandelen, vaak roerend, tot ze licht geroosterd zijn. Haal van het vuur. Bereid de dressing in een kom door de balsamicoazijn, bruine suiker en plantaardige olie te combineren. Meng in een grote kom de amandelen, fetakaas en sla. Meng vlak voor het serveren de salade met de dressing.

Genieten!

Biefstuk salade

ingrediënten

1 ¾ pond entrecote

1/3 kopje olijfolie

3 lepels. rode wijnazijn

2 lepels. Citroensap

1 teentje knoflook, fijngehakt

½ theelepel Zout

1/8 theelepel. Zwarte peper

1 eetlepel worcestershiresaus

1 wortel, in plakjes

½ kopje gesneden rode ui

¼ kopje gevulde Spaanse peper groene olijven

Methode

Verwarm de grill voor op hoog vuur. Leg de steak op de grill en bak 5 minuten aan elke kant. Haal het van het vuur en laat het staan tot het afgekoeld is. Klop in een kleine kom de olijfolie, azijn, citroensap, knoflook, zout, peper en Worcestershire-saus door elkaar. Roer de kaas erdoor. Dek daarna af en zet de dressing in de koelkast. Schenk vlak voor het serveren de dressing over de steak. Serveer met gegrild stokbrood.

Genieten!

Mandarijn-amandelsalade

Ingrediënten:

1 Roemeense salade

11 ons mandarijntjes, uitgelekt

6 Groene uien, in dunne plakjes gesneden

½ kopje olijfolie 1 eetl. witte suiker

1 eetlepel gemalen rode pepervlokken

2 lepels. witte suiker

½ kopje gesneden amandelen

¼ kopje rode wijnazijn

Gemalen zwarte peper naar smaak

Methode

Meng in een grote kom de snijsla, sinaasappels en groene uien. Voeg in een pan de suiker toe en meng terwijl de suiker begint te smelten. Roer constant. Voeg de amandelen toe en roer tot ze bedekt zijn. Stort de amandelen op een bord en laat afkoelen. Combineer olijfolie, rode wijnazijn, een el. suiker, rode pepervlokken en zwarte peper in een pot met een goed sluitend deksel. Meng voor het serveren de sla met de saladedressing tot deze is aangekleed. Doe over in een serveerschaal en serveer bestrooid met amandelen. Serveer onmiddellijk.

Genieten!

Tropische salade met ananasvinaigrette

ingrediënten

6 plakjes spek

¼ kopje ananassap

3 lepels. rode wijnazijn

¼ kopje olijfolie

Versgemalen zwarte peper naar smaak

Zout naar smaak

10 ons pakket gehakte snijsla

1 kop in blokjes gesneden ananas

½ kopje gehakte en geroosterde macadamianoten

3 gehakte groene uien

¼ kopje geroosterde kokosnoot

Methode

Doe het spek in een grote, diepe pan. Kook op middelhoog vuur tot ze gelijkmatig bruin zijn, ongeveer 10 minuten. Spek uitlekken en verkruimelen. Doe het ananassap, rode wijnazijn, olie, peper en zout in een pot met deksel. Dek af om goed te roeren. Meng de overige ingrediënten en voeg toe aan de dressing. Garneer met geroosterde kokos. Serveer onmiddellijk.

Genieten!

Californische slakom

Ingrediënten:

1 avocado, geschild en ontpit

1 lepel. Citroensap

½ kopje mayonaise

¼ theelepel. Hete pepersaus

¼ kopje olijfolie

1 teentje knoflook, fijngehakt

½ theelepel Zout

1 krop Roemeense sla

3 ons Cheddar-kaas, versnipperd

2 in blokjes gesneden tomaten

2 gehakte groene uien

¼ blik groene olijven zonder pit

1 kopje grof gemalen maïschips

Methode

Meng in een blender alle citroensap, avocado-ingrediënten, mayonaise, olijfolie, chilisaus, knoflook en zout. Ga door met verwerken tot het glad is. Meng in een grote kom de Cheddar-kaas, snijsla, tomaten en avocado door elkaar en meng met de dressing vlak voor het opdienen.

Genieten!

Klassieke gemengde salade

Ingrediënten:

1 kopje geblancheerde geschaafde amandelen

2 lepels. Sesam zaden

1 sla, in kleine stukjes gescheurd

1 rode sla, in kleine stukjes gescheurd

8 oz Pakket geraspte fetakaas

4 ounce doos gesneden zwarte olijven

1 kop kerstomaatjes, in tweeën gesneden

1 rode ui, gehalveerd en in dunne plakjes gesneden

6 champignons, in plakjes

¼ kopje geraspte Romano-kaas

8 ounce fles Italiaanse dressing

Methode

Verhit een grote koekenpan op middelhoog vuur. Doe de amandelen in de pan en kook. Wanneer de amandelen een aroma beginnen af te geven, voeg je de sesamzaadjes toe, vaak roerend. Laat nog 1 minuut koken of tot de zaden geroosterd zijn. Meng in een grote slakom de sla met de olijven, fetakaas, champignons, amandelen, tomaten, sesamzaadjes, ui en Romano-kaas tot alles goed gemengd is. Als je klaar bent om te serveren, giet je de Italiaanse saus erbij en roer je.

Genieten!

Kipsaté, Gezonder, Gezond, Salade Sammies

ingrediënten

1 ½ lichaamsgewicht dun gesneden gevogelte diverse voedingsmiddelen, kotelet

2 lepels. plantaardige olie

Grillplanning, aanbevolen: McCormick's Mates Montreal Meal Seasoning of natrium en cayennepeper

3 ronde eetlepels. grote pindakaas

3 lepels. zwarte sojakruiden

1/4 kopje vruchtensap

2 theelepels hete kruiden

1 citroen

1/4 pitloze komkommer, in staafjes gesneden

1 kopje wortelen in kleine stukjes gesneden

2 kopjes gehakte slablaadjes

4 krokante broodjes, keisers of doosjes, verdeeld

Methode

Verhit een grillpan of een groot pakket met anti-aanbaklaag. Smeer het gevogelte in met olie en gril en bak 3 minuten aan elke kant in 2 porties.

Doe de pindakaas in een magnetronbestendige kom en zet de magnetron ongeveer 20 seconden op de hoogste stand. Meng de soja, vruchtensap, kruiden en citroensap door de pindakaas. Meng gevogelte met satékruiden. Meng de vers gesneden groenten erdoor. Leg 1/4 van de verse groenten op het boterham en garneer met 1/4 van het saté-vogelmengsel. Stel broodjes in en bied aan of pak ze in voor op reis.

Genieten!

Cleopatra's kipsalade

ingrediënten

1 ½ kipfilet

2 lepels. extra vergine olijfolie

1/4 theelepel. geplette rode boost-vlokken

4 fijngehakte teentjes knoflook

1/2 kop droge witte wijn

1/2 sinaasappel, sap

Een handvol gesneden platte peterselie

Grof natrium en zwarte peper

Methode

Verwarm een groot pakket met anti-aanbaklaag boven het fornuis. Voeg extra vierge olijfolie toe en verwarm. Voeg geplette boost, geplette teentjes knoflook en kipfilet toe. Bak de kipfilets tot ze aan alle kanten voorzichtig bruin zijn, ongeveer 5 tot 6 minuten. Laat de vloeistof inkoken en de ossenhaasjes koken, nog ongeveer 3 tot 4 minuten, en haal dan de pan van het vuur. Knijp het versgeperste citroensap over het gevogelte en serveer met peterselie en zout naar smaak. Serveer onmiddellijk.

Genieten!

Thais-Vietnamese salade

ingrediënten

3 Latijnse salades, gehakt

2 kopjes verse groentespruiten, elke variëteit

1 kop zeer fijn gesneden daikon of rode radijs

2 kopjes erwten

8 uien, schuin gesneden

½ pitloze komkommer, in de lengte doormidden gesneden

1 liter gele of rode druiventomaten

1 rode ui, in vieren gesneden en zeer perfect gesneden

1 selectie uitstekende verse resultaten in, gesneden

1 resultaat selectie van verse basilicum, gehakt

2,2 ounce pakketten met gesneden notenitems, gevonden in het bakpad

8 stuks amandeltoast of anijstoast, in stukjes van 2,5 cm gesneden

1/4 kopje tamari zwarte sojasaus

2 lepels. plantaardige olie

4 tot 8 dun gesneden gevogeltekoteletten, afhankelijk van de grootte

Zout en versgemalen zwarte peper

1 lb. mahi mahi

1 rijpe limoen

Methode

Combineer alle ingrediënten in een grote kom en serveer gekoeld.

Genieten!

Kerst Cobb Salade

ingrediënten

Non-stick spray voor voedselbereiding

2 lepels. walnoten siroop

2 lepels. bruine suiker

2 lepels. appelcider

1 lb. hammeel, helemaal klaar, grote dobbelstenen

½ pond. vlinderdas bonen, gekookt

3 lepels. heerlijke gesneden augurken

Bibb sla

½ kopje gesneden rode ui

1 kop in blokjes gesneden Gouda

3 lepels. vers gesneden peterselieblaadjes

Vinaigrette, volg de formule

Ingemaakte Biologische Bonen:

1 lb. erwten, gekrompen, in drieën gesneden

1 eetlepel gesneden knoflook

1 eetlepel red boost vlokken

2 theelepels extra vergine olijfolie

1 eetlepel witte azijn

Snufje zout

Zwarte peper

Methode

Verwarm de kachel voor op 350 graden F. Spuit anti-aanbakspray op een bakplaat. Klop in een middelgrote kom de walnotensiroop, bruine suiker en appelcider door elkaar. Voeg de ham toe en meng goed. Leg het hammengsel op de bakplaat en bak tot het goed is verwarmd en de ham bruin is, ongeveer 20 tot 25 minuten. Haal uit de oven en zet opzij.

Voeg de mais, augurk en peterselie toe aan de kom met de vinaigrette en schep om. Bekleed een grote serveerschaal met Bibb-sla en voeg de bonen toe. Leg de rode ui, Gouda, peultjes en gekookte ham in rijen op de boon. Dienen.

Genieten!

Groene aardappelsalade

ingrediënten

7 tot 8 thee, schoongemaakt, gedroogd en in stukjes gesneden, groene en witte delen

1 kleine selectie bieslook, gesneden

1 eetlepel koosjer zout

Versgemalen witte peper

2 lepels. het water

8 lepels. extra vergine olijfolie

2 lichaamsgewicht rode bliss bleekselderij, gewassen

3 laurierblaadjes

6 lepels. zwarte azijn

2 sjalotten, gepeld, in de lengte in vieren gesneden, dun gesneden

2 lepels. zachte Dijon-mosterd

1 lepel. gesneden kappertjes

1 eetlepel kappertjesvloeistof

1 klein bosje dragon, fijngehakt

Methode

Mix de groene thee en bieslook in een blender. Breng op smaak met zout. Voeg water toe en meng. Giet 5 el. van extra vierge olijfolie door de bovenkant van de mixer in een slowcooker en mix tot een gladde massa. Breng de bleekselderij aan de kook in een pan met water en zet het vuur lager en laat sudderen. Breng het water op smaak met een snufje zout en voeg laurierblaadjes toe. Kook bleekselderij tot ze zacht zijn als ze met de punt van een mes worden doorboord, ongeveer 20 minuten.

Klop in een kom die groot genoeg is voor de bleekselderij de zwarte azijn, sjalotten, mosterd, kappertjes en dragon door elkaar. Roer de resterende extra vierge olijfolie erdoor. Giet de bleekselderij af en gooi de laurierblaadjes weg.

Doe de bleekselderij in de kom en maal deze voorzichtig fijn met de tanden van de vork. Kruid voorzichtig met boost en natrium en meng goed. Werk af door het mengsel van groene thee en extra vergine olijfolie toe te voegen. Goed roeren. Het wordt warm gehouden op 70 graden tot het opdienen.

Genieten!

Verbrande maïssalade

ingrediënten

3 kolven suikermaïs

1/2 kopje gesneden ui

1/2 kop gesneden paprika

1/2 kopje gesneden tomaten

Zout naar smaak

Voor saladedressing

2 lepels. Olijfolie

2 lepels. Citroensap

2 theelepels Chilipoeder

Methode

Bak de maïskolven op middelhoog vuur tot ze licht aanbranden. Na het braden worden de korrels van de maïskolf met behulp van een mes verwijderd. Neem nu een kom en meng de zaden, gesnipperde ui, peper en tomaten met zout en houd de kom opzij. Maak nu de saladedressing door de olijfolie, citroensap en chilipoeder te mengen en laat afkoelen. Giet voor het serveren de dressing over de salade en serveer.

Genieten!

Salade van kool en druiven

ingrediënten

2 Kool, versnipperd

2 kopjes gehalveerde groene druiven

1/2 kopje fijngehakte koriander

2 groene pepers, gehakt

Olijfolie

2 lepels. Citroensap

2 theelepels poedersuiker

Zout en peper naar smaak

Methode

Om de saladedressing te bereiden, doe je de olijfolie, citroensap met suiker en zout en peper in een kom en meng ze goed en laat ze in de koelkast staan. Doe nu de rest van de ingrediënten in een andere kom, meng goed en zet apart. Voeg voor het serveren van de salade de afgekoelde saladedressing toe en meng voorzichtig.

Genieten!

Citrussalade

ingrediënten

1 kopje volkoren pasta, gekookt

1/2 kop gesneden paprika

1/2 kopje wortelen, geblancheerd en in stukjes gesneden

1 groene ui, gehakt

1/2 kop sinaasappels, in partjes gesneden

1/2 kop zoete limoenpartjes

1 kopje taugé

1 kop kwark, mager

2-3 lepels. van muntblaadjes

1 eetlepel mosterdpoeder

2 lepels. Poedersuiker

Zout naar smaak

Methode

Doe voor de dressing de wrongel, muntblaadjes, mosterdpoeder, suiker en zout in een kom en meng goed tot de suiker is opgelost. Meng de rest van de ingrediënten in een andere kom en zet opzij om te rusten. Voeg voor het serveren de dressing toe aan de salade en dien koud op.

Genieten!

Fruitsalade en groene salade

ingrediënten

2-3 slablaadjes, in stukjes gescheurd

1 papaja, in stukjes

½ kopje druiven

2 sinaasappels

½ kopje aardbeien

1 watermeloen

2 lepels. Citroensap

1 lepel. Honing

1 eetlepel rode chilivlokken

Methode

Doe het citroensap, de honing en de chilivlokken in een kom en meng ze goed door elkaar en houd ze daarna apart. Doe nu de rest van de ingrediënten in een andere kom en meng ze goed. Voeg voor het serveren de dressing toe aan de salade en serveer direct.

Genieten!

Salade met appels en groene salade

ingrediënten

1/2 kopje meloenpuree

1 eetlepel komijnzaad, geroosterd

1 lepel Koriander

Zout en peper naar smaak

2-3 sla, in stukjes gescheurd

1 Kool, versnipperd

1 wortel, geraspt

1 Paprika, in blokjes

2 lepels. Citroensap

½ kopje druiven, gehakt

2 appels, in stukjes

2 groene uien, gehakt

Methode

Doe de kool, sla, geraspte wortelen en peper in een pan en bedek ze met koud water en breng aan de kook en kook tot ze krokant zijn, dit kan tot 30 minuten duren. Giet ze nu af en bind ze in een doek en leg ze in de koelkast. Nu moeten de appels met het citroensap in een kom worden genomen en in de koelkast worden gezet. Doe nu de rest van de ingrediënten in een kom en meng ze goed. Serveer de salade direct.

Genieten!

Salade van bonen en paprika

ingrediënten

1 kopje bonen, gekookt

1 kopje kikkererwten, geweekt en gekookt

Olijfolie

2 uien, gesnipperd

1 eetlepel koriander, gehakt

1 Paprika

2 lepels. Citroensap

1 eetlepel chilipoeder

Zout

Methode

Paprika's moeten met een vork worden doorboord en er olie in worden gestreken en vervolgens op laag vuur worden gebakken. Dompel de peper nu onder in koud water en dan moet het verbrande velletje verwijderd worden en daarna in plakjes snijden. Combineer de rest van de ingrediënten met de peper en meng goed. Laat een uur of langer afkoelen voor het opdienen.

Genieten!!

Salade van wortel en dadel

ingrediënten

1 ½ kopje wortel, geraspt

1 krop sla

2 lepels. van amandelen, geroosterd en gehakt

Honing en citroensaus

Methode

Doe de geraspte wortelen in een pan met koud water en laat ze ongeveer 10 minuten staan, giet ze dan af. Nu wordt hetzelfde herhaald met de krop sla. Neem nu wortels en sla met andere ingrediënten in een kom en zet in de koelkast voor het opdienen. Serveer de salade door de geroosterde en gehakte amandelen erover te strooien.

Genieten!!

Romige pepersaus voor salade

ingrediënten

2 kopjes mayonaise

1/2 kopje melk

Het water

2 lepels. Cider azijn

2 lepels. Citroensap

2 lepels. Parmezaanse kaas

Zout

Een scheutje hete pepersaus

Een scheutje worcestershiresaus

Methode

Neem een grote kom en doe alle ingrediënten er samen in en meng ze goed zodat er geen klontjes ontstaan. Als het mengsel de gewenste romige textuur heeft, giet je het in de verse groente- en fruitsalade en dan is de salade met de saladedressing klaar om te serveren. Deze romige en pittige peperdressing is niet alleen lekker bij salades, maar kan ook bij kip, hamburgers en sandwiches.

Genieten!

Hawaiiaanse salade

ingrediënten

Voor sinaasappeldressing

Een lepel. van maïsmeel

Over een kopje oranje pompoen

1/2 kopje sinaasappelsap

Kaneelpoeder

Voor de salade

5-6 slablaadjes

1 ananas, in blokjes

2 bananen, in stukjes gesneden

1 komkommer, in blokjes

2 tomaten

2 sinaasappels, in stukjes gesneden

4 zwarte data

Zout naar smaak

Methode

Om de saladedressing te maken, neem je een kom en meng je de maïsmeel met het sinaasappelsap, voeg dan de sinaasappelpompoen toe aan de kom en kook tot de textuur van de dressing dikker wordt. Vervolgens worden kaneelpoeder en chilipoeder aan de kom toegevoegd en vervolgens een paar uur gekoeld bewaard. Maak vervolgens de salade klaar, doe de slablaadjes in een kom en zet deze ongeveer 15 minuten onder water. Nu gaan de gesneden tomaten in een kom met de stukjes ananas, appel, banaan, komkommer en stukjes sinaasappel met zout naar smaak en meng ze goed. Voeg nu toe aan de groene slablaadjes en giet de afgekoelde dressing over de salade, voor het opdienen.

Genieten!!

Verbrande maïssalade

ingrediënten

Een pakket suikermaïskolven

1/2 kopje gesneden ui

1/2 kop gesneden paprika

1/2 kopje gesneden tomaten

Zout naar smaak

Voor saladedressing

Olijfolie

Citroensap

Chili poeder

Methode

De maïskolven worden op middelhoog vuur gebakken tot ze licht aanbranden, na het braden worden de maïskolven met behulp van een mes verwijderd. Neem nu een kom en meng de zaden, gesnipperde ui, peper en tomaten met zout en houd de kom opzij. Maak nu de saladedressing door de olijfolie, citroensap en chilipoeder te mengen en laat afkoelen. Giet voor het serveren de dressing over de salade en serveer.

Genieten!

Salade van kool en druiven

ingrediënten

1 kop kool, versnipperd

Ongeveer 2 kopjes gehalveerde groene druiven

1/2 kopje fijngehakte koriander

3 groene pepers, gehakt

Olijfolie

Citroensap, naar smaak

Poedersuiker, naar smaak

Zout en peper naar smaak

Methode

Om de saladedressing te bereiden, doe je de olijfolie, citroensap met suiker en zout en peper in een kom en meng ze goed en laat ze in de koelkast staan. Doe nu de rest van de ingrediënten in een andere kom en houd deze opzij. Voeg voor het serveren van de salade de afgekoelde saladedressing toe en meng voorzichtig.

Genieten!!

Citrussalade

ingrediënten

Ongeveer een kopje volkoren pasta, gekookt

1/2 kop gesneden paprika

1/2 kopje wortelen, geblancheerd en in stukjes gesneden

Lente-ui. gehakt

1/2 kop sinaasappels, in partjes gesneden

1/2 kop zoete limoenpartjes

Een kopje taugé

Ongeveer een kopje magere kwark

2-3 lepels. van muntblaadjes

Mosterdpoeder, naar smaak

Poedersuiker, naar smaak

Zout

Methode

Doe voor de dressing de wrongel, muntblaadjes, mosterdpoeder, suiker en zout in een kom en meng goed. Meng nu de rest van de ingrediënten in een andere kom en zet deze opzij om te rusten. Voeg voor het serveren de dressing toe aan de salade en dien koud op.

Genieten!!

Fruitsalade en groene salade

ingrediënten

4 groene slablaadjes, in stukjes gescheurd

1 papaja, in stukjes

1 kopje druiven

2 sinaasappels

1 kopje aardbeien

1 watermeloen

½ kopje citroensap

1 lepel Honing

1 eetlepel rode chilivlokken

Methode

Doe het citroensap, de honing en de chilivlokken in een kom en meng ze goed door elkaar en houd ze daarna apart. Doe nu de rest van de ingrediënten in een andere kom en meng ze goed. Voeg voor het serveren de dressing toe aan de salade.

Genieten!

Curry kipsalade

ingrediënten

2 Kipfilet zonder vel, zonder bot, gekookt en in tweeën gesneden

3 - 4 stengels bleekselderij, gehakt

1/2 kopje magere mayonaise

2-3 theelepels. van kerriepoeder

Methode

Doe de gekookte kipfilet zonder bot en zonder vel met de rest van de ingrediënten, selderij, magere mayonaise, kerriepoeder in een middelgrote kom en meng goed. Zo is dit heerlijke en makkelijke recept klaar om te serveren. Deze salade kan gebruikt worden als sla-sandwichvulling op brood.

Genieten!!

Spinaziesalade Met Aardbeien

ingrediënten

2 theelepels sesamzaadjes

2 theelepels maanzaad

2 theelepels witte suiker

Olijfolie

2 theelepels Paprika

2 theelepels witte azijn

2 theelepels worcestershiresaus

Ui, gehakt

Spinazie, gespoeld en in stukjes gescheurd

Een liter aardbeien, in stukjes gesneden

Minder dan een kopje amandelen, geblancheerd en geblancheerd

Methode

Neem een middelgrote kom; roer de maanzaadjes, sesamzaadjes, suiker, olijfolie, azijn en paprika erdoor, samen met de Worcestershiresaus en ui. Meng ze goed en dek het af en vries het dan minstens een uur in. Neem een andere kom en meng de spinazie, aardbeien en amandelen door elkaar, giet het kruidenmengsel erin en zet de salade voor het serveren minimaal 15 minuten in de koelkast.

Genieten!

Zoete restaurantsalade

ingrediënten

Een 16-ounce zak koolsla-mix

1 ui, in blokjes

Minder dan een kopje romige saladedressing

Plantaardige olie

1/2 kopje witte suiker

Zout

Maanzaad

witte azijn

Methode

Neem een grote kom; gooi koolsalade en uienmengsel samen. Neem nu een andere kom en meng de saladedressing, plantaardige olie, azijn, suiker, zout en maanzaad. Nadat je ze goed hebt gemengd, voeg je het mengsel toe aan het koolsalademengsel en dek je het goed af. Voordat je de heerlijke salade serveert, minstens een uur of twee in de koelkast zetten.

Genieten!

Klassieke macaronisalade

ingrediënten

4 kopjes elleboog macaroni, ongekookt

1 kopje mayonaise

Minder dan een kopje gedestilleerde witte azijn

1 kopje witte suiker

1 eetlepel gele mosterd

Zout

Zwarte peper, gemalen

Een grote ui, fijngehakt

Ongeveer een kop wortelen, geraspt

2-3 stengels bleekselderij

2 paprika, gehakt

Methode

Neem een grote pan en breng gezouten water aan de kook, voeg de macaroni toe en kook en laat afkoelen voor ongeveer 10 minuten en giet af. Neem nu een grote kom en voeg de azijn, mayonaise, suiker, azijn, mosterd, zout en peper toe en meng dit goed. Voeg als het goed gemengd is de bleekselderij, groene peper, paprika, wortelen en macaroni toe en meng nogmaals goed. Nadat alle ingrediënten goed zijn gemengd, laat je het minimaal 4-5 uur in de koelkast staan voordat je de heerlijke salade serveert.

Genieten!

Roquefort perensalade

ingrediënten

Sla, in stukjes gescheurd

Ongeveer 3-4 peren, geschild en in stukjes gesneden

Een blik Roquefort-kaas, versnipperd of versnipperd

Groene ui, gesneden

Ongeveer een kopje witte suiker

1/2 blik pecannoten

Olijfolie

2 theelepels rode wijnazijn

Mosterd, naar smaak

Een teentje knoflook

Zout en zwarte peper, naar smaak

Methode

Neem een pan en verwarm de olie op middelhoog vuur, meng de suiker met de pecannoten erin en wacht totdat de suiker smelt en de pecannoten karameliseren, en laat afkoelen. Neem nu een andere kom en voeg de olie, azijn, suiker, mosterd, knoflook, zout en zwarte peper toe en meng dit goed. Meng nu de sla, peren en blauwe kaas, avocado en groene uien in een kom, voeg dan het dressingmengsel toe en strooi de gekarameliseerde pecannoten erover en serveer.

Genieten!!

Barbie's tonijnsalade

ingrediënten

Een blikje witte tonijn

½ kopje mayonaise

Een lepel. Parmezaanse stijl

Zoete augurk, naar smaak

Uienvlokken, naar smaak

Kerriepoeder, naar smaak

Gedroogde peterselie, naar smaak

Dille wiet, gedroogd, naar smaak

Knoflookpoeder, naar smaak

Methode

Neem een kom en voeg alle ingrediënten toe en meng goed. Laat ze voor het serveren een uur afkoelen.

Genieten!!

Feestelijke kipsalade

ingrediënten

1 kg Kippenvlees, gekookt

Een bakje mayonaise

Een theelepel. van paprika

Ongeveer twee kopjes veenbessen, gedroogd

2 groene uien, fijngehakt

2 groene paprika's, in stukjes gesneden

Een kopje pecannoten, gehakt

Zout en zwarte peper, naar smaak

Methode

Neem een middelgrote kom, meng mayonaise, paprika en breng ze op smaak en voeg indien nodig zout toe. Neem nu de veenbessen, bleekselderij, paprika, ui en walnoten en meng ze goed. Nu moet de gekookte kip erbij en dan weer goed mengen. Breng ze op smaak en voeg eventueel gemalen zwarte peper toe. Laat minstens een uur afkoelen alvorens te serveren.

Genieten!!

Mexicaanse bonensalade

ingrediënten

Een blikje zwarte bonen

Een blik bonen

Een blik cannellinibonen

2 groene paprika's, in stukjes gesneden

2 rode paprika's

Een pakket bevroren maïskorrels

1 rode ui, fijngehakt

Olijfolie

1 lepel. rode wijnazijn

½ kopje citroensap

Zout

1 knoflook, puree

1 lepel. Koriander

1 eetlepel komijn, gemalen

Zwarte peper

1 eetlepel pepersaus

1 eetlepel chilipoeder

Methode

Neem een kom en meng de bonen, paprika, diepvriesmaïs en rode ui. Neem nu een andere kleine kom, meng de olie, rode wijnazijn, citroensap, koriander, komijn, zwarte peper en breng op smaak en voeg de chilipoeder hete saus toe. Giet het dressingmengsel erin en meng goed. Laat ze voor het serveren ongeveer een uur of twee afkoelen.

Genieten!!

Bacon Ranch Pastasalade

ingrediënten

Een doos ongekookte driekleurige rotini pasta

9-10 plakjes spek

Een bakje mayonaise

Salade dressing mix

1 eetlepel Knoflookpoeder

1 lepel Peper knoflook

1/2 kopje melk

1 tomaat, in stukjes

Een doos zwarte olijven

Een kopje geraspte cheddar kaas

Methode

Neem gezouten water in een pan en breng aan de kook. Kook de pasta hierin in circa 8 minuten zacht. Neem nu een pan en verhit de olie in een pan en bak hierin de bacon uit en als het gaar is giet je het af en hak je het fijn. Neem een andere kom en voeg de resterende ingrediënten toe en bedek het met de pasta en spek. Serveer wanneer goed gemengd.

Genieten!!

Aardappelsalade met rode schil

ingrediënten

4 nieuwe rode aardappelen, geschild en gewassen

2 eieren

Een kilo spek

Ui, fijngehakt

Een stengel bleekselderij, gehakt

Ongeveer 2 kopjes mayonaise

Zout en peper naar smaak

Methode

Doe gezouten water in een pan en breng aan de kook, voeg dan de nieuwe aardappelen toe aan de pan en kook ze ongeveer 15 minuten tot ze zacht zijn. Giet vervolgens de aardappelen af en laat ze afkoelen. Doe nu de eieren in een pan en bedek met koud water en breng dan het water aan de kook en neem dan de pan van het vuur en zet hem dan opzij. Kook nu het spek en giet af en zet opzij. Voeg nu de ingrediënten met aardappelen en spek toe en meng goed. Koel het en serveer.

Genieten!!

Salade van zwarte bonen en couscous

ingrediënten

Een kopje couscous, ongekookt

Ongeveer twee kopjes kippenbouillon

Olijfolie

2-3 lepels. Citroensap

2-3 lepels. rode wijnazijn

Komijn

2 groene uien, gehakt

1 rode paprika, fijngehakt

Koriander, vers gehakt

Een kopje bevroren maïskorrels

Twee blikken zwarte bonen

Zout en peper naar smaak

Methode

Kook de kippenbouillon en roer dan de couscous erdoor en kook deze met deksel op de pan en zet opzij. Meng nu de olijfolie, citroensap, azijn en komijn en voeg dan de ui, peper, koriander, maïs, bonen toe en gooi het om. Meng nu alle ingrediënten en laat het voor het opdienen een paar uur afkoelen.

Genieten!!

Griekse kipsalade

ingrediënten

2 kopjes kip, gekookt

1/2 kopje wortelen, in plakjes gesneden

1/2 kopje komkommer

Ongeveer een kopje zwarte olijven, gehakt

Ongeveer een kopje fetakaas, verkruimeld of versnipperd

Saladedressing in Italiaanse stijl

Methode

Neem een grote kom, neem de gekookte kip, wortelen, komkommers, olijven en kaas en meng ze goed. Voeg nu het saladedressingmengsel toe en meng ze opnieuw goed. Zet de kom nu in de koelkast en dek hem af. Het wordt geserveerd als het koud is.

Genieten!!

Fantasie kipsalade

ingrediënten

½ kopje mayonaise

2 lepels. Cider azijn

1 knoflook, fijngehakt

1 eetlepel verse dille, fijngehakt

Een halve kilo gekookte kippenborst zonder vel en zonder bot

½ kopje fetakaas, versnipperd

1 rode paprika

Methode

Meng mayonaise, azijn, knoflook en dille goed en zet minimaal 6-7 uur of een nacht in de koelkast. Nu moeten de kip, paprika en kaas erdoor gemengd worden en dan een paar uur laten afkoelen en dan het gezonde en lekkere salade recept opdienen.

Genieten!!

Curry Kipsalade Met Fruit

ingrediënten

4-5 kipfilets, gekookt

Een stengel bleekselderij, gehakt

Groene uien

Ongeveer een kopje gouden rozijnen

Appel, geschild en in plakjes

Pecannoten, geroosterd

Groene druiven, pitloos en in tweeën gesneden

kerrie poeder

Een kopje magere mayonaise

Methode

Neem een grote kom en neem alle ingrediënten zoals bleekselderij, ui, rozijnen, gesneden appels, geroosterde pecannoten, pitloze groene druiven met kerriepoeder en mayonaise en meng ze goed. Laat ze, als ze goed gemengd zijn, een paar minuten rusten en serveer dan de heerlijke en gezonde kipsalade.

Genieten!!

Heerlijke kerrie kipsalade

ingrediënten

Ongeveer 4-5 kippenborsten zonder vel en zonder bot, in tweeën gesneden

Een bakje mayonaise

Ongeveer een kopje chutney

Een theelepel. van kerriepoeder

Ongeveer een theelepel. van peper

Pecannoten, ongeveer een kopje, gehakt

Een kopje druiven, ontpit en gehalveerd

1/2 kopje ui, fijngehakt

Methode

Neem een grote pan, kook hierin de kipfilet ongeveer 10 minuten en als deze gaar is scheur je deze met behulp van een vork in stukjes. Daarna gieten we ze af en laten ze afkoelen. Neem nu een andere kom, voeg mayonaise, chutney, kerriepoeder en peper toe en meng dan door elkaar. Roer vervolgens de gekookte en versnipperde kipfilet door het mengsel en giet de pecannoten, kerriepoeder en peper erbij. Zet de salade voor het serveren enkele uren in de koelkast. Deze salade is een ideale keuze voor hamburgers en sandwiches.

Genieten!

Pittige wortelsalade

ingrediënten

2 wortelen, in stukjes

1 knoflook, fijngehakt

Ongeveer een kopje water 2-3 el. Citroensap

Olijfolie

Zout naar smaak

Peper, naar smaak

rode pepervlokken

Peterselie, vers en gehakt

Methode

Doe de wortels in de magnetron en kook ze met de gehakte knoflook en water een paar minuten. Haal uit de magnetron als de wortel gaar en zacht is. Giet vervolgens de wortels af en zet ze opzij. Voeg nu citroensap, olijfolie, pepervlokken, zout en peterselie toe aan de kom met wortels en meng goed. Laat het een paar uur afkoelen en dan is de heerlijk pittige salade klaar om te serveren.

Genieten!!

Aziatische appelsalade

ingrediënten

2-3 theelepels. rijstazijn 2-3 eetl. Citroensap

Zout naar smaak

Suiker

1 eetlepel vissaus

1 jicama-julienne

1 appel, in stukjes

2 groene thee, fijngehakt

Munt

Methode

Meng de rijstazijn, zout, suiker, citroensap en vissaus goed in een middelgrote kom. Als ze goed gemengd zijn, gooi je de julienne gesneden jicama in de schaal met de gehakte appels en meng je goed. Voeg vervolgens de mistkarbonades en munt toe en meng. Voordat je de salade bij de sandwich of burger serveert, even laten afkoelen.

Genieten!!

Salade van courgette en orzo

ingrediënten

1 courgette

2 groene thee, gehakt

1 gele pompoen

Olijfolie

Een blik gekookte orzo

Dille

Peterselie

½ kopje geitenkaas, versnipperd

Peper en zout, naar smaak

Methode

Fruit de courgette, gesnipperde ui en gele pompoen in olijfolie op middelhoog vuur. Ze moeten een paar minuten worden gekookt tot ze zacht zijn. Doe ze nu in een kom en doe de gekookte orzo in de kom, met de peterselie, verkruimelde geitenkaas, dille, zout en peper en meng opnieuw. Laat de salade een paar uur afkoelen voordat u het gerecht serveert.

Genieten!!

Waterkers-fruitsalade

ingrediënten

1 watermeloen, in blokjes

2 perziken, in plakjes

1 boeket waterkers

Olijfolie

½ kopje citroensap

Zout naar smaak

Peper, naar smaak

Methode

Doe de watermeloenblokjes en de perzikschijfjes samen met de waterkers in een middelgrote kom en besprenkel de olijfolie met het citroensap. Breng vervolgens op smaak en voeg eventueel zout en peper naar smaak toe. Als alle ingrediënten licht en goed gemengd zijn, bewaar je het opzij of het kan ook een paar uur in de koelkast en dan is de heerlijke maar gezonde fruitsalade klaar om te serveren.

Genieten!!

Caesar salade

ingrediënten

3 teentjes knoflook, gehakt

3 ansjovis

½ kopje citroensap

1 eetlepel worcestershiresaus

Olijfolie

Een eigeel

1 hoofd Romaine

½ kopje Parmezaanse kaas, versnipperd

croutons

Methode

Gehakte teentjes knoflook met ansjovis en citroensap worden gepureerd, daarna wordt worcestershiresaus met zout, peper en eigeel toegevoegd en vervolgens opnieuw gemengd tot een gladde massa. Deze melange is gemaakt met behulp van een blender op een lage stand, voeg nu langzaam en geleidelijk de olijfolie toe en gooi dan de romaine erin. Dan moet het mengsel een tijdje opzij worden gezet. Serveer de salade met parmezaan topping en croutons.

Genieten!!

Kipsalade Met Mango

ingrediënten

2 Kipfilet, zonder bot, in stukjes gesneden

Meng groenten

2 mango's, in blokjes

¼ kopje citroensap

1 eetlepel gember, geraspt

2 theelepels Honing

Olijfolie

Methode

Klop het citroensap en de honing in een kom, voeg dan de geraspte gember en olijfolie toe. Nadat u de ingrediënten goed in de kom hebt gemengd, houdt u deze opzij. Leg de kip vervolgens op de grill en laat afkoelen, en snij de kip na het afkoelen in hapvriendelijke blokjes. Doe de kip dan in de kom en meng het goed met de greens en mango. Nadat je alle ingrediënten goed hebt gemengd, houden we het opzij om af te koelen en dan serveren we de heerlijke en interessante salade.

Genieten!!

Sinaasappelsalade met mozzarella

ingrediënten

2-3 sinaasappels, in plakjes gesneden

Mozzarella

Verse basilicumblaadjes, in stukjes gescheurd

Olijfolie

Zout naar smaak

Peper, naar smaak

Methode

Meng de mozzarella en sinaasappelschijfjes samen met de vers gescheurde basilicumblaadjes. Sprenkel, nadat je ze goed hebt gemengd, de olijfolie over het mengsel en breng op smaak. Voeg vervolgens, indien nodig, zout en peper naar smaak toe. Laat de salade voor het opdienen een paar uur afkoelen, zo krijgt de salade de juiste smaken.

Genieten!!

Salade van drie bonen

ingrediënten

1/2 kopje ciderazijn

Ongeveer een kopje suiker

Een kopje plantaardige olie

Zout naar smaak

½ kopje sperziebonen

½ kopje wasbonen

½ kopje bonen

2 rode uien, fijngehakt

Zout en peper naar smaak

Peterselieblaadjes

Methode

Appelazijn met plantaardige olie, suiker en zout wordt in een pan gedaan en aan de kook gebracht, daarna worden de bonen met gesneden rode ui toegevoegd en vervolgens minimaal een uur gemarineerd. Breng na een uur op smaak met zout en peper indien nodig en serveer met verse peterselie.

Genieten!!

Miso tofu salade

ingrediënten

1 eetlepel gember, fijngehakt

3-4 eetlepels. van miso

Het water

1 lepel. van rijstwijnazijn

1 eetlepel sojasaus

1 eetlepel chilipasta

1/2 kopje arachideolie

Een babyspinazie, gehakt

½ kopje tofu, in stukjes gesneden

Methode

Gehakte gember moet worden gepureerd met miso, water, rijstwijnazijn, sojasaus en chilipasta. Vervolgens moet dit mengsel worden gemengd met een halve kop arachideolie. Voeg als ze goed gemengd zijn de in blokjes gesneden tofu en de gehakte spinazie toe. Koel en serveer.

Genieten!!

Japanse radijssalade

ingrediënten

1 watermeloen, in plakjes gesneden

1 Radijs, in plakjes

1 ui

1 bosje groen voor kinderen

Mirin

1 eetlepel rijstwijnazijn

1 eetlepel sojasaus

1 eetlepel gember, geraspt

Zout

sesamolie

Plantaardige olie

Methode

Neem watermeloen, radijs en greens in een kom en houd apart. Neem nu een andere kom, voeg de mirin, azijn, zout, geraspte gember, sojasaus met sesamolie en plantaardige olie toe en meng goed. Als de ingrediënten in de kom goed gemengd zijn, verdeel je dit mengsel over de kom met meloenen en radijsjes. Zo is de interessante maar erg lekkere salade klaar om geserveerd te worden.

Genieten!!

Zuidwest Cobb

ingrediënten

1 kopje mayonaise

1 kopje karnemelk

1 eetlepel hete worcestershiresaus

1 lepel Koriander

3 groene thee

1 lepel. sinaasappelschil

1 knoflook, fijngehakt

1 hoofd Romaine

1 avocado, in blokjes

jicama

½ kopje scherpe, geraspte of geraspte kaas

2 sinaasappels, in stukjes gesneden

Zout naar smaak

Methode

Mayonaise en karnemelk moeten worden gepureerd met hete Worcestershire-saus, groene thee, sinaasappelschil, koriander, gehakte knoflook en zout. Neem nu een andere kom en meng de romaine, avocado en jicamas met de sinaasappels en de geraspte kaas. Giet nu de karnemelkpuree over de schaal met sinaasappelen en houd apart, voor het opdienen, zodat de salade goed op smaak komt.

Genieten!!

Pasta caprese

ingrediënten

1 pakje Fusilli

1 kop Mozzarella, in blokjes

2 tomaten, ontpit en in stukjes gesneden

Verse basilicumblaadjes

¼ kopje pijnboompitten, geroosterd

1 knoflook, fijngehakt

Zout en peper naar smaak

Methode

Kook de fusilli zoals aangegeven en zet opzij om af te koelen. Na afkoeling vermengen met mozzarella, tomaten, gebakken pijnboompitten, gehakte knoflook en basilicumblaadjes en op smaak brengen, eventueel zout en peper naar smaak toevoegen. Houd het hele salademengsel opzij om af te koelen en serveer het dan met je sandwiches of hamburgers of een van je maaltijden.

Genieten!!

Salade van gerookte forel

ingrediënten

2 lepels. Cider azijn

Olijfolie

2 sjalotten, gesnipperd

1 lepel mierikswortel

1 eetlepel Dijon-mosterd

1 lepel Honing

Zout en peper naar smaak

1 blikje gerookte forel, vlokken

2 appels, in plakjes

2 bietjes, in plakjes

Rucola

Methode

Neem een grote kom en meng de gerookte forel met appelvlokken, rode biet en rucola in julienne en zet de kom opzij. Neem nu een andere kom en meng de ciderazijn, olijfolie, mierikswortel, gehakte sjalot, honing en Dijon-mosterd en breng het mengsel op smaak en voeg indien nodig zout en peper naar smaak toe. Neem nu dit mengsel en giet het over het gerecht met julienned appels en meng goed en serveer de salade.

Genieten!!

Eiersalade Met Bonen

ingrediënten

1 kopje sperziebonen, geblancheerd

2 radijzen, in plakjes

2 eieren

Olijfolie

Zout en peper naar smaak

Methode

Eieren moeten eerst worden gekookt en vervolgens worden gemengd met geblancheerde sperziebonen, gesneden radijs. Meng ze goed, sprenkel er olijfolie over en voeg naar smaak zout en peper toe. Als alle ingrediënten goed gemengd zijn, houd je ze opzij en laat je ze afkoelen. Als het mengsel is afgekoeld, is de salade klaar om te serveren.

Genieten!!

Ambrosia salade

ingrediënten

1 kop kokosmelk

2-3 plakjes sinaasappelschil

Een paar druppels vanille-essence

1 kopje druiven, in plakjes gesneden

2 mandarijnen, in plakjes

2 appels, in plakjes

1 kokosnoot, geraspt en geroosterd

10-12 Noten, geplet

Methode

Neem een middelgrote kom en meng de kokosmelk, sinaasappelschil en vanille-essence. Voeg, wanneer goed gemengd, de in plakjes gesneden mandarijn toe met de in plakjes gesneden appels en druiven. Nadat je alle ingrediënten goed hebt gemengd, zet je het een uur of twee in de koelkast voordat je de heerlijke salade serveert. Als de salade is afgekoeld, serveren we de salade bij sandwiches of burgers.

Genieten!!

Wig salade

ingrediënten

Een bakje mayonaise

Een kopje blauwe kaas

1/2 kopje karnemelk

Een sjalot

Citroen schil

Worcestershire saus

Verse peterselieblaadjes

Stukken ijsberg

1 ei, hardgekookt

1 kopje Bacon, versnipperd

Zout en peper naar smaak

Methode

Mayonaise met blauwe kaas, karnemelk, sjalotten, saus, citroenschil en peterselie wordt gepureerd. Na het pureren op smaak brengen en eventueel zout en peper naar smaak toevoegen. Neem nu een andere kom en laat de plakjes ijsberg in de eiermimosakom vallen zodat de eiermimosa de hardgekookte eieren door het vergiet heen kleurt. Giet nu de mayopuree over de kom plakjes en mimosa en meng het daarna goed door elkaar. De salade wordt geserveerd door de verse bacon erover te smeren.

Genieten!!

Spaanse pimientosalade

ingrediënten

3 groene thee

4-5 olijven

2 Paprika's

2 lepels. Sherry-azijn

1 kop Paprika, gerookt

1 hoofd Romaine

1 handvol amandelen

Een teentje knoflook

Sneetjes brood

Methode

De klokken worden gegrild en vervolgens worden de stukken gesneden. Neem nu een andere kom en gooi de pimientos en olijven erin met de amandelen, gerookte paprika, azijn, romaine en gegrilde en gehakte groene thee. Meng de ingrediënten van het gerecht goed door elkaar en houd apart. Nu worden de sneetjes brood gegrild en worden de gegrilde knoflookteentjes over de sneetjes gewreven en vervolgens wordt het pimientomengsel over het gegrilde brood gegoten.

Genieten!!

Mimosa-salade

ingrediënten

2 hardgekookte eieren

½ kopje boter

1 groene salade

Azijn

Olijfolie

Kruiden, gehakt

Methode

Neem een middelgrote kom en meng de sla, boter en azijn, olijfolie en gehakte kruiden door elkaar. Nadat je de ingrediënten van het gerecht goed hebt gemengd, zet je het gerecht even opzij. Ondertussen moet de mimosa worden bereid. Om de mimosa te bereiden worden de hardgekookte eieren eerst gepeld en vervolgens worden met behulp van een vergiet de hardgekookte eieren gezeefd en zo is de mimosa met eieren klaar. Nu moet deze eiermimosa over de slakom worden gelepeld voordat de heerlijke mimosasalade wordt geserveerd.

Genieten!!

Klassiek Waldorf

ingrediënten

1/2 kop mayonaise

2-3 lepels. Zure room

2 bieslook

2-3 lepels. Peterselie

1 citroenschil en -sap

Suiker

2 appels, in stukjes

1 stengel bleekselderij, fijngehakt

NUTS

Methode

Neem een kom en klop vervolgens mayonaise, room met bieslook, citroenschil en -sap, peterselie, peper en suiker. Wanneer de ingrediënten in de kom goed gemengd zijn, houdt u deze opzij. Neem nu een andere kom en gooi de appels, gehakte bleekselderij en walnoten erin. Neem nu het mayomengsel en meng het met de appels en bleekselderij. Meng alle ingrediënten goed, laat de kom even rusten en serveer dan de salade.

Genieten!!

www.ingramcontent.com/pod-product-compliance
Lightning Source LLC
Chambersburg PA
CBHW070412120526
44590CB00014B/1365